AF329205

QUELQUES ESSAIS

DE

BAINS DE SABLE

PAR

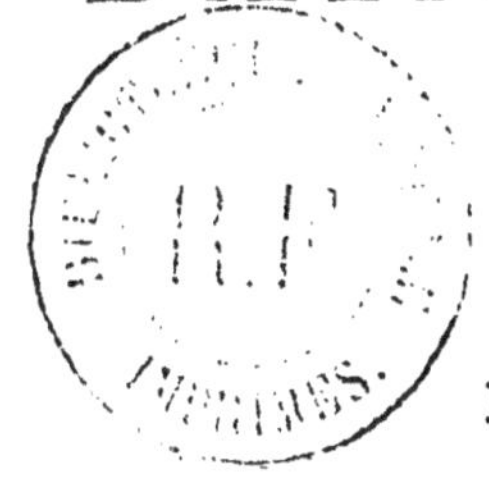

Le Dr A. F. SUCHARD

Ancien interne des hôpitaux de Paris, lauréat de la Faculté,
Médecin de l'hôpital des Bains de Lavey.

PARIS

ADRIEN DELAHAYE et ÉMILE LECROSNIER

23, PLACE DE L'ÉCOLE DE MÉDECINE, 23

1884

QUELQUES ESSAIS

DE

BAINS DE SABLE

Nous avons eu à soigner aux bains de Lavey, en 1882, une malade dont le genou était ankylosé par une arthrite datant de près de deux ans. Après bien des traitements employés par plusieurs de nos confrères et par nous-même, avec un succès médiocre, pour rendre au membre sa mobilité sans y ramener d'inflammation, nous avons eu l'idée de placer la jambe et l'articulation compromise dans une caisse fabriquée à cet effet et remplie de sable chauffé. Au bout d'un petit nombre de jours de ce traitement, l'œdème ainsi que l'empâtement des tissus avaient disparu et l'on constatait un retour très marqué de la circulation, de la calorification et de la sensibilité. Nous avions été amené à cet essai, en remarquant, maintes fois, que les enfants débiles qui jouaient sur une petite plage située au bord du Rhône, non loin de la source de Lavey, et qui enfouissaient leurs jambes dans le sable chauffé au soleil en éprouvaient du bien-être et une augmentation de vitalité. Dans la conviction qu'il y avait là une vraie ressource médicale dont on pourrait tirer bon parti dans bien des maladies chroniques, nous avons étudié la question plus à fond.

Chacun sait que depuis longtemps on utilise sous le nom d'arénation, d'insabulation (Gübler), ou de bains de sable, le sable chauffé par les rayons du soleil sur certaines plages d'Italie, à Ischia par exemple ; en France, sur les bords du golfe de Gascogne, à Arcachon, et aussi sur le littoral de la Méditerranée ; en Allemagne, à Norderney, à Trawemünde sur les bords de la Baltique, et même dans les environs de Dresde où, au lieu de sable marin, on emploie du sable d'alluvion

qui se trouve en quantité au pied de certains coteaux de la plaine (1).
Dans toutes ces localités on se borne à enfouir les malades rachitiques,
rhumatisants, paralytiques, goutteux, etc., dans une sorte de fosse
creusée à cet effet au grand soleil, au milieu des dépôts de sable; on
les recouvre d'une couche de sable très sec et très chaud, mais de peu
d'épaisseur afin que les rayons solaires puissent maintenir une température suffisamment élevée. Le sable une fois chauffé conserve longtemps sa chaleur et l'individu qui s'y trouve enseveli voit sa peau
rougir; il y ressent des picotements spéciaux, et bientôt une abondante
transpiration s'établit. De là sans doute l'emploi d'un moyen qui à
première vue paraît simple et pratique, qui par cela même est devenu
populaire et auquel on doit, paraît-il, des succès obtenus dans des cas
où des cures balnéaires avaient échoué. Toutefois ce moyen est resté
dans le domaine de l'empirisme et, si l'on y réfléchit, cela n'a rien
d'étonnant, car le chauffage du sable au soleil est subordonné à tant de
circonstances indépendantes de notre volonté, à tant de chances
diverses, qu'on ne peut prétendre à faire aucun traitement régulier.

Sur les rives de la Méditerranée, où les rayons du soleil sont assez
ardents pour chauffer suffisamment le sable, il y a cependant des
inconvénients majeurs. D'une part, précisément à cause de l'intensité
du soleil, les insolations et les congestions sont à redouter; on ne
peut choisir les heures du matin puisque le sable, lent à s'échauffer,
n'atteint un degré convenable que quand le soleil est à son apogée;
d'autre part, il y a des interruptions forcées dues aux pluies et aux
orages. Le sable une fois mouillé a besoin de beaucoup de temps pour
être séché d'abord, et réchauffé ensuite; il faut souvent plusieurs
jours pour que les couches inférieures soient débarrassées de leur
humidité.

S'il en est ainsi dans les climats chauds, à plus forte raison dans
les nôtres, plus froids et plus humides, les difficultés sont-elles augmen-
tées; il est même des années où la chose serait impraticable à part
huit ou dix jours dans l'été. Des enfants que nous avions eu l'intention
d'envoyer au sable passèrent aux bains quatre semaines sans que
l'essai ait été possible un seul jour.

Dans les meilleures conditions le sable peut atteindre à Lavey 50°c.

---

(1) Les Orientaux font usage depuis longtemps du bain de sable pour débarrasser l'éco-
nomie de ses principes morbifiques par la transpiration; ils lui attribuent des pro-
priétés antiphlogistiques, pour la cicatrisation des plaies. Voir *Bains fournis par le
règne minéral*, p. 478, de l'article *Bains* du D' Oré dans *Nouveau dictionnaire de
médecine et de chirurgie pratiques*, t. IV.

malgré la pression barométrique bien différente de celle du bord de la mer; mais c'est l'exception, cette température ne se propage pas aux couches profondes et le sable, qui est encore très chaud à sa surface vers huit ou neuf heures du soir, est tout à fait refroidi le matin à cause de la fraîcheur de la nuit; en outre, une fois qu'il a été mouillé par la pluie, plusieurs jours sont nécessaires avant qu'il soit de nouveau assez sec pour pouvoir être employé. Nous avions eu l'idée pour éviter ce dernier inconvénient d'établir une espèce de serre vitrée sur la plage dont nous avons parlé, avec un système de chauffage au moyen d'un fourneau et de tuyaux de fonte placés à une profondeur de 50 centimètres dans le sol pour remplacer la chaleur du soleil les jours où il ferait défaut; mais ce système de chauffage aurait été dispendieux et compliqué à cause des crues du Rhône, de plus il aurait été incomplet et dangereux, car le sable, étant un mauvais conducteur de la chaleur, eût été trop chaud autour des tuyaux et presque froid à la surface. Nous avons donc dû renoncer à ce procédé et nous nous sommes décidé à adopter le système du chauffage franchement artificiel et du bain donné dans une baignoire et dans un local fermé. De cette manière, les bains de sable peuvent être pris régulièrement sans aucune interruption causée par les variations de la température et un traitement méthodique, rationnel et suivi devient possible. Du reste, nous ne sommes pas l'inventeur de ce système; il a été adopté à notre connaissance dans deux établissements en Allemagne, ouverts la même année, 1865 : l'un dans un faubourg de Dresde sous la direction du Dr Flemming (1), l'autre à Köstritz (2) sous celle du Dr Sturm (3).

Le Dr Flemming, qui s'occupait beaucoup d'orthopédie, était arrivé, un peu par la même voie que nous, à la conviction que les bains de sable naturel ont d'heureux effets sur l'état des enfants rachitiques et paralysés. Pour éviter les interruptions amenées par le mauvais temps, il eut l'idée du chauffage artificiel et il le trouva bientôt tellement supérieur à l'autre qu'il organisa tout un établissement de bains de sable chauffé, où les malades arrivèrent en grand nombre; un rapport publié en 1868 parle déjà de six mille bains administrés dans l'espace de trois ans. Ce rapport nous a été fort utile

(1) Flemming, dans *Deutsche Klinik*, 1868, n°° 12 et 14; 1870, n°° 35, 36 et 37; 1874, n° 18.

(2) Köstritz, dans la vallée de l'Elster, est une station du chemin de fer de Leipzig à Gera.

(3) Sturm, *Zeitschrift für med. chir. und Geburtshülfe*, 1868, n° 4, et Schwabe, docteur-médecin, malade guéri à Köstritz : *Im Sande begraben und wieder auferstanden*, dans *Deutsche Klinik*, 1869, n° 33.

pour notre installation et pour nos premiers essais de bains de sable à Lavey.

Notre organisation ne date que du mois de juillet de l'an dernier; aussi ne prétendons-nous pas avoir l'expérience de toutes les ressources qu'on peut tirer de ce procédé, ni préciser toutes les affections au traitement desquelles il peut s'appliquer; cependant, ayant suivi une douzaine de malades atteints de maux très différents et dont quelques-uns ont pris une vingtaine de bains de sable, nous croyons pouvoir donner dès maintenant quelques indications utiles et intéressantes.

Le sable que nous employons est celui qui se trouve, au bord du Rhône, accumulé en grande quantité dans ces sortes d'anses formées par les éperons qui ont été construits lors des beaux travaux d'endiguement terminés il y a peu d'années. C'est un sable très dense, d'une grande propreté, qui ne renferme ni détritus végétaux ni poussières argileuses, le Rhône n'ayant, avant d'arriver à Lavey, qu'une très petite portion de son cours sur des terrains calcaires, et la Drance, qui charrie beaucoup de sable et qui se jette dans le fleuve à une faible distance en amont de Lavey, ayant tout son parcours dans le granit. On ne trouve, en effet, dans la composition de notre sable que de la silice ou des silicates avec peu de mica et une bonne proportion de fer, comme il est facile de s'en assurer en promenant un aimant à sa surface. Il doit y avoir, en outre, quelques sulfures métalliques, car le chauffage en dégage une notable odeur de soufre. C'est donc un sable parfaitement adapté aux usages balnéaires et qui ne nous fera jamais défaut, puisque celui que nous prenons est aussitôt remplacé par le Rhône; nous n'aurions pas cette reproduction incessante si nous utilisions du sable déposé par des alluvions à une époque géologique ayant précédé la nôtre.

Le sable doit être ramassé aussi sec que possible par un jour de soleil et emmagasiné à l'abri de la pluie. Un grand fourneau a été construit dans un local situé au sous-sol, afin que le sable puisse y être déversé du dehors par la fenêtre; ce fourneau est en briques, rectangulaire, ayant 2 mètres de longueur sur 1 mètre de profondeur; il est surmonté d'une caisse en tôle ayant comme base les mêmes dimensions sur une hauteur de 35 centimètres à peu près, ce qui permet de chauffer à la fois un demi-mètre cube de sable.

L'expérience nous a prouvé qu'il ne faut pas chercher à amener dans le fourneau le sable au degré voulu pour être employé, parce que, tant qu'il est en contact avec un foyer producteur de chaleur, ses différentes couches ne peuvent être chauffées également. Interrompre le feu pour laisser refroidir la tôle n'est pas possible, car il faut se ménager une réserve de sable chaud pour la fin du bain ou pour des applications partielles sur certaines régions plus malades de l'individu. A notre avis la meilleure méthode est d'amener la masse dans le fourneau à environ 65° c., par un chauffage doux commencé une heure avant le bain (le sable possède un faible pouvoir absorbant et conduit mal la chaleur), de remuer le sable fréquemment au moyen de pelles pour changer les surfaces, autrement les couches supérieures auraient jusqu'à trente degrés de moins que les inférieures, et ensuite de mélanger ce sable trop chaud pour le bain à du plus froid dans un second appareil. Il n'y a aucun profit à dépasser 65° c., dans le fourneau, car, lorsqu'on mélange du sable brûlant à 90° c. par exemple à du très froid à 15° c., on peut bien obtenir ainsi pour un instant une température de 46°, mais celle-ci ne se maintiendra pas, parce que la quantité du sable froid est proportionnellement trop considérable, tandis qu'un mélange plus intime fait avec du sable moins chaud, dans lequel le sable non chauffé ne sera plus que le quart ou le cinquième de la masse, conservera plus longtemps une température égale.

Pour bien faire ce mélange, nous avons trouvé que rien n'est plus pratique qu'un grand pétrin dont le fond est disposé en deux plans inclinés le long desquels on fait monter et descendre le sable au moyen de grands râteaux fabriqués à cet effet. Il ne faut pas craindre d'employer souvent le thermomètre et de le plonger à divers endroits et à toutes les profondeurs ; disons en passant que celui qui nous a été le plus commode est le grand thermomètre des fromageries. Il est assez solide pour pouvoir être enfoncé dans une masse de sable offrant une certaine résistance et assez long pour pénétrer jusqu'au fond de cette masse ; sa graduation porte un nombre de degrés suffisant, car il faut pouvoir aller de + 10° c. à + 100° c.; les thermomètres ordinaires des bains et ceux avec lesquels on prend la température des malades ne remplissent pas ces conditions.

Les bains de sable se prennent à Dresde dans des carrés en faïence ou dans des baignoires en zinc ; nous avons donné la préférence à une baignoire en bois épais munie de quatre roues, de façon à ce qu'on puisse la rouler d'un endroit à l'autre, et construite comme une caisse en aussi peu de pièces que possible. La baignoire faite à la manière des tonneaux, au moyen de douves maintenues par des cercles de fer, offre l'inconvénient de s'effondrer par l'effet de la chaleur, car quelque sec que soit le bois, il se dessèchera encore au contact du sable très chaud, tandis qu'au contraire les cercles de fer se dilateront.

Avant de faire entrer le malade dans la baignoire il faut étendre dans le fond une première couche de sable d'environ 15 centimètres.

Quelle température donner à cette première couche? Ici, se présente une question intéressante de physiologie. Les notions que l'on a pour régler la température des bains ordinaires ne conviennent plus lorsqu'il s'agit des bains de sable. La *ligne neutre,* d'après laquelle on se dirige en balnéothérapie, n'est ici d'aucune ressource (on a donné ce nom à ce degré moyen auquel l'eau ne nous impressionne plus ni en chaud ni en froid); cette ligne est fixée entre 34 et 35° c., c'est-à-dire environ deux degrés au-dessous de notre chaleur animale, parce que, quand nous sommes plongés dans l'eau, l'évaporation cutanée est supprimée, ce qui élève notre température. Avec le bain de sable, tout est différent; à 37° c., température de notre corps, il nous fait éprouver une sensation désagréable, il nous paraît froid; c'est que, par sa mauvaïse conductibilité et son faible pouvoir émissif, il nous apporte moins de chaleur que nous ne lui en donnons; sa sécheresse activant l'évaporation cutanée augmente encore la soustraction de calorique. Il faut aller jusqu'entre 45° c. et 50° c., pour que sa température paraisse agréable aux malades, surtout s'il s'agit de personnes grasses ou de rhumatisants âgés. Les scrofuleux bouffis, à circulation torpide et à extrémités froides, ne sont satisfaits qu'à 55° c. environ. Dans les cas de sciatiques, de rhumatismes localisés, de membres ankylosés ou atrophiés, on doit même monter jusqu'à 60° c. sur les portions atteintes, pour qu'elles ressentent de la chaleur.

Nous croyons donc qu'on peut sans crainte préparer les premières couches du fond de la baignoire à 45° c.

Une fois le malade étendu sur ce lit de sable, ou demi-assis si l'on craint chez lui quelque gêne du côté de la respiration, on le recouvrira de sable au moyen de pelles et de seaux en ayant soin d'enfouir tout d'abord les pieds dans du sable plus chaud que celui du fond de la baignoire, ce qui aura l'avantage de maintenir le sang vers les extrémités inférieures; la sensibilité des jambes permet du reste de juger de la susceptibilité de l'individu à la chaleur. On achèvera de remplir la baignoire en remontant vers la partie supérieure du corps; l'abdomen ne devra être recouvert que d'une couche de 10 centimètres environ, et la poitrine d'une plus mince encore, pour laisser à la respiration toute sa liberté.

Il est important de recommander au malade, dès le début de l'opération, de ne pas chercher à remuer ou à sortir bras ou jambes, car, une fois un membre déplacé, il n'y a plus moyen de le rentrer, fît-on de grands efforts ou fût-on même très bien musclé, tout vide étant immédiatement comblé par le sable, en vertu de sa pesanteur et de la mobilité de ses parties constituantes; en faisant des mouvements généraux, on ne tarde pas à se trouver à la surface du sable, et alors il n'y a d'autre ressource que de sortir du bain et de recommencer toute l'opération.

Il est bon de recouvrir la baignoire d'une couverture de laine, plutôt pour empêcher le rayonnement de la chaleur vers la figure que pour éviter la déperdition du calorique, qui est peu considérable par suite du faible pouvoir émissif du sable. Nous avons souvent constaté qu'après trois quarts d'heure ou une heure, le sable mesuré en maints endroits et à bien des profondeurs n'avait perdu qu'un ou deux degrés.

La première impression du malade, une fois installé dans le bain de sable, est celle du bien-être, sans doute parce qu'à l'inverse de l'eau chaude le sable lui transmet lentement sa chaleur et aussi parce qu'il se sent couché très mollement, ce qui tient au fait bien connu qu'on se trouve d'autant mieux reposé que la pression du corps est répartie sur une plus grande surface; or, ici le sable prenant le moule exact des formes, la répartition du poids ne saurait être plus parfaite. Au bout de cinq minutes, en général, il survient un peu de malaise, une sensation de chaleur généralisée, mais cela sans palpitations, ni disposition à la congestion, ni aucune gêne respiratoire, pas même chez ceux qui avaient l'idée préconçue que le poids du sable accumulé sur leur poitrine les oppresserait. Au bout de cinq autres minutes, souvent plus vite, le bien-être reprend et la transpiration s'établit d'une façon plus abondante, ce que l'on constate par les grosses gouttes de sueur qui ruissellent des parties découvertes du corps. Si l'on examine alors l'état de la peau, en écartant le sable qui y est collé sur une épaisseur de plusieurs millimètres, on la trouve un peu turgescente, plus rouge qu'avant le bain, mais ne donnant pas au toucher l'impression de la peau brûlante des maladies. La température sous l'aisselle n'est que de 37°,5 c. ou 38° c.; il est vrai que là la transpiration est forte, mieux vaudrait prendre la température rectale; nous n'avons pas voulu le faire pour que les malades ne pussent pas croire qu'ils servaient à des expériences scientifiques. Nous n'avons pas appris non plus que les docteurs Flemming et Sturm eussent usé de ce moyen. En admettant qu'on trouvât ainsi deux ou trois degrés de plus que dans la région axillaire, il n'en est pas moins curieux de constater que le corps humain peut rester pendant plus d'une demi-heure dans un milieu d'environ 55° c., en conservant un degré inférieur à celui d'un fébricitant; cette faculté qu'il a de résister aux températures très élevées du moment que l'évaporation cutanée a lieu est un fait connu en physiologie, mais intéressant à vérifier.

Un autre point non moins instructif est celui de la quantité de liquide perdue par la transpiration. Le Dr Flemming s'est occupé de cette question et a obtenu ses résultats de deux manières différentes : 1° en pesant le malade avant et après le bain, 2° en pesant le sable avant et après l'opération. Il a trouvé que cette déperdition peut aller jusqu'à deux livres.

Après 25 minutes ou trois quarts d'heure passés dans le bain de sable, l'effet de la température élevée se fait pourtant sentir, sans doute parce que l'évaporation de la transpiration ne s'opère plus aussi bien au travers d'une couche de sable mouillé; le cœur bat avec plus de force, on voit se dessiner les pulsations des artères du cou et les mouvements d'inspiration et d'expiration deviennent plus fréquents. Nous avons considéré le début de ces symptômes comme l'indication du moment où il faut sortir du bain; c'est dire que sa durée a été en général de 25 minutes à trois quarts d'heure. On ne peut pas se fier aux malades pour cette question de la durée du bain, car il en est, les campagnards surtout, qui s'imaginent que les effets salutaires seront d'autant plus considérables qu'ils auront éprouvé des sensations plus vives. Ils veulent faire les vaillants et pouvoir dire qu'ils sont allés jusqu'à tant et tant de degrés et qu'ils ont supporté un bain plus long que quiconque. Nous ne saurions donc trop insister sur la nécessité de surveiller de très près toute l'opération balnéaire; il est urgent que le médecin en personne assiste en tous cas au premier bain, aussi bien pour juger du degré de chaleur que supportera son patient que pour l'empêcher de dépasser la durée voulue du bain. Il faut encore des employés très consciencieux, car, comme nous l'avons dit, c'est chose fort délicate que d'obtenir un mélange à température vraiment égale et les employés ont peine à comprendre que, même pour ajouter une petite quantité de sable plus chaud, on doit le prendre dans le mélangeur et non pas directement dans le fourneau.

Une grande supériorité, ou en tous cas une spécialité du bain de sable, c'est de permettre dans des affections locales (sciatiques, rhumatismes, douleurs articulaires, etc.) l'application sur les parties malades de sable plus chaud que celui du reste du bain; grâce à la mauvaise conductibilité du sable dont nous avons déjà parlé, sa masse totale ne participe pas à cette élévation de température, ainsi qu'on peut le vérifier à l'aide du thermomètre. Aucun autre bain ne réalise cet avantage, car, si l'on ajoute de l'eau plus chaude dans un bain tiède, il est aussitôt réchauffé dans sa totalité et, si parfois, pour une affection locale, un bain très chaud serait bon, on n'ose pas l'ordonner, ayant affaire à un organisme trop affaibli pour supporter cette haute température. La douche chaude permet, il est vrai, de localiser son action, mais elle ne peut être prolongée, car c'est chose compliquée que de la donner d'une certaine durée sans que le malade prenne froid.

Nous n'avons parlé jusqu'ici que des bains de sable entiers, pris dans une baignoire; à côté de ceux-ci, nous avons encore les bains partiels, soit pour la moitié inférieure du corps, soit pour l'un ou l'autre des membres; ces bains sont donnés dans des caisses spéciales fabriquées à cet effet. C'est un moyen précieux dans maintes occasions. Dans les bains partiels, la sensation générale de chaleur est beaucoup moindre, la transpiration s'établit facilement sur les surfaces en contact avec le sable, mais à une température plus élevée que l'on supporte très bien. On serait même tenté d'y rester fort longtemps, les rhumatisants surtout, qui sont momentanément soulagés de leurs douleurs, et il faut presque les en faire sortir de force.

On peut rester dans ces bains partiels près d'une heure et renouveler l'opération tous les jours; la fatigue est bien moindre que dans les bains entiers, traitement vraiment énergique qu'on ne peut subir que tous les deux ou trois jours; il est vrai que les jours intercalaires on prescrit souvent toute autre pratique balnéaire, qui n'en ira que mieux par suite du retour du fonctionnement normal de l'enveloppe cutanée.

A la suite des bains entiers ou partiels, la peau est recouverte par une couche de sable que la transpiration y a fait adhérer; pour enlever cette couche il y a divers moyens :

1º Une friction avec un linge sec qui a l'avantage d'augmenter encore la rubéfaction de la peau et de ne pas interrompre la transpiration commencée;

2º Des lavages avec un mélange d'eau-de-vie et d'eau-mère, ce qui convient surtout lorsqu'on veut ranimer la vitalité d'un membre atrophié ou paralysé;

3º Un bain complet de 30º c. à 35º c., où l'on ne restera que le temps de se laver;

4º Enfin une douche en pluie.

Nous croyons, avec le Dr Flemming, que ce dernier procédé est le meilleur dans la plupart des cas et qu'il convient de donner cette douche en général entre 25° c. et 30° c. et avec peu de pression, car ce serait une erreur, à notre avis, de demander au corps une nouvelle réaction, après la pratique assez fatigante à laquelle il vient d'être soumis; la réaction, comme tout effort, exige une dépense nerveuse; or notre système nerveux ne peut fournir sans préjudice qu'une quantité limitée de forces en un temps donné.

La douche ainsi tempérée pourra durer de deux à trois minutes; le malade se sentira plus rafraîchi qu'il ne le serait par une douche plus courte, plus froide ou plus violente et l'effet tonique sera pourtant suffisant. Nous n'avons vu aucun inconvénient à son emploi, même chez les rhumatisants chroniques. Pour ceux au contraire qui sont encore dans la période subaiguë, la friction à sec est préférable; il faut alors les transporter dans leurs lits, où la transpiration continuera quelque temps. Après la douche tiède, il n'y a aucun inconvénient à sortir et à prendre de l'exercice. Nous admettons cependant la douche froide (10° c. à 12° c.) lorsque le bain de sable aura été donné très court jusqu'à réchauffement de la peau et légère transpiration, comme préparation à une cure hydrothérapique.

Voici les cas qui ont fourni l'an dernier nos observations :

1° L'arthrite du genou, dont nous avons déjà parlé, traitée en 1882 et où le retour de la chaleur et la diminution de l'empâtement furent des résultats assez encourageants pour recommencer la cure en 1883. Le succès fut alors complet, c'est-à-dire que le membre retrouva sa mobilité complète et qu'il y eut disparition de l'œdème qui revenait sous l'influence de la moindre fatigue. Les bains de sable ont été toujours partiels; ils alternaient parfois avec des douches chaudes lorsqu'il y avait lassitude.

2° Une arthrite sèche très douloureuse des deux articulations coxo-fémorales avec craquements tels que des docteurs fort habiles avaient diagnostiqué un relâchement des symphyses pubiennes. Cas très complexe. La malade, âgée d'une trentaine d'années environ, avait eu toute sorte d'accidents nerveux; avec cela un relâchement des ligaments articulaires des pieds et des genoux datant de naissance, une réfrigération et un défaut de vitalité des membres inférieurs qui pouvaient faire croire à de la paralysie, d'autant plus qu'à de certaines époques il y avait eu paraplégie nerveuse complète. Les bains de sable pris jusqu'à la partie supérieure des cuisses furent prescrits sur le conseil du professeur Tarnier, qui avait établi le diagnostic, dans le double but de dériver la fluxion de la région coxale et de ramener la vitalité dans les extrémités inférieures. Le résultat fut très satisfaisant; la malade, qui ne supportait pas sans perte de connaissance et raideurs cataleptiques les bains d'eau et chez qui l'hydrothérapie n'était pas possible à cause de son manque de vitalité, prit parfaitement les bains de sable, y éprouva un sentiment de bien-être, surtout à un degré voisin de 60° c., et conserva la chaleur acquise bien plus longtemps que par tout autre procédé balnéaire. A la sortie du bain on employait la lotion d'eau-de-vie et d'eau-mère. Sa marche redevint possible, et les articulations ne furent presque plus douloureuses à la fin de la cure.

3° Une ankylose du coude d'origine osseuse. Bains partiels. Résultat peu remarquable; le traitement ne put être fait activement de crainte de retour d'inflammation, parce qu'on était à une époque encore assez voisine du début du mal.

4° Une arthrite du coude aussi d'origine osseuse chez une personne bien plus âgée que la précédente. Le résultat fut très satisfaisant, car le mal était plus ancien et l'on pouvait depuis quelque temps faire faire au membre malade de l'exercice pour rompre les adhérences. Au début de la maladie, on avait donné issue par des incisions à une quantité notable de pus, mais il subsistait à l'olécrane un petit foyer qu'on n'avait pas jugé opportun de ponctionner et qui se résorba pendant le traitement par le bain de sable partiel. Le bras dégonflé s'assouplit et dès lors la malade a été très bien.

5° Le cas d'une jeune dame souffrant des conséquences d'une phlébite, suite de couches, et qui depuis deux ans ne pouvait circuler que peu et péniblement à cause de l'enflure des jambes, malgré des bandages soigneusement faits. Bains de sable partiels alternant parfois avec des douches. Grande amélioration dès la fin de la cure. Nous avons revu la malade cet hiver; elle circule facilement sans bandes, l'enflure ne reparaît pas le soir et il n'y a presque plus de cordons douloureux sur les trajets veineux.

6° Blessure du poignet par un coup de couteau ayant amené plusieurs phlegmons; il restait de l'ankylose du poignet et de plusieurs articulations des doigts, de l'empâtement de toute la main. Bains de sable partiels. Résultat médiocre; pourtant diminution de l'enflure et assouplissement de la peau.

7° Sciatique excessivement tenace, avec atrophie de tout le membre inférieur gauche chez une femme d'une trentaine d'années. Le mal remontait à plus d'un an; beaucoup de traitements avaient été essayés;

il y avait eu des récidives nombreuses, la malade étant forcée par son état de stationner au froid et à la pluie. Bains de sable entiers. Résultat des plus satisfaisants.

8º Autre sciatique d'origine ancienne chez un monsieur de soixante-dix ans ; elle avait résisté depuis deux ans à divers traitements. Bains de sable entiers. Bon résultat.

9º Rhumatisme musculaire des deux épaules très tenace, chez un homme de trente-sept ans. D'un côté, il y a arthrite sèche de l'épaule avec craquements très manifestes. Bains de sable entiers. Transpirations fort abondantes. Résultat tout à fait satisfaisant.

10º Épanchement pleural consécutif à une pleurésie datant d'environ trois mois. Bains de sable entiers. Diminution notable de l'épanchement.

11º Faiblesse de jambes, incapacité de marche, sans paralysie infantile, chez un enfant de trois ans. Bains de sable partiels dont quelques-uns avec arrosage d'eau-mère. Retour de la calorification. Résultat incomplet.

Tels sont les cas dans lesquels j'ai pu appliquer moi-même les bains de sable et faire mes premières expériences. Je n'ai pu me procurer le travail du Dr Sturm ; mais le Dr Helfft en a fait un résumé où l'on peut voir que le Dr Sturm a traité par le sable surtout des rhumatismes et des raideurs consécutives aux rhumatismes (1). Le Dr Flemming écrit, dans ses articles déjà cités, qu'il a surtout soigné par les bains de sable des malades atteints de rhumatismes chroniques, d'arthrites chroniques, de rachitisme, de scrofule, d'atrophie, de paralysie, de maladie de Bright chronique et d'intoxications métalliques. Le Dr Helfft, dans sa Balnéothérapie, ouvrage déjà cité (p. 684), indique le bain de sable comme très favorable dans l'urticaire chronique, sans préciser dans quelle station les résultats ont été obtenus. Cela ne nous étonne pas, car nous avons vu cette affection guérir sous l'influence de l'excitation violente communiquée à la peau par des bains fortement saturés d'eau-mère.

En résumé, le bain de sable, par la température élevée à laquelle il se donne, nous semble avoir une grande analogie avec le bain d'air sec ; dans l'un et l'autre l'excitation produite par la chaleur sur les nerfs cutanés se communique aux centres nerveux, d'où action réflexe sur le cœur et les artères, afflux sanguin à la périphérie et forte diaphorèse ; dans l'un et l'autre on peut rester beaucoup plus

(1) Dr H. Helfft, *Handbuch der Balneotherapie*, 8ᵉ édition, Berlin 1874, page 666.

longtemps que dans les bains d'eau chaude ou de vapeur d'eau, dans lesquels le calorique du liquide est trop rapidement transmis à notre corps et l'impression de chaleur devient trop vite pénible; dans l'un et l'autre la transpiration est facilement absorbée et l'évaporation cutanée produit une réfrigération favorable; de plus, la particularité qu'a le sable de pouvoir servir à des bains où certaines parties du corps sont à des températures différentes de la totalité du bain donne à l'arénation une caractéristique tout à fait spéciale et doit lui faire accorder la préférence pour les affections locales et une série de cas chirurgicaux.

Une autre caractéristique du bain de sable est que l'afflux des liquides vers la peau et la rubéfaction de celle-ci sont plus considérables et surtout d'un effet plus durable que dans toute autre pratique balnéaire. Y a-t-il là des actions électriques entre la peau et le sable, ou est-ce le résultat du contact de la peau avec une substance chaude dont le pouvoir émissif est très différent du sien? Nous ne saurions le dire pour le moment.

Toujours est-il que les effets physiologiques que nous avons observés expliquent les succès obtenus, même sans méthode, par pur empirisme, ainsi que les résultats du Dr Flemming et les nôtres.

Les bains de sable nous semblent donc convenir lorsqu'il y a *indication générale* d'aiguillonner fortement le système circulatoire et d'accroître par là les échanges moléculaires avec *indication spéciale* de ramener les fonctions de l'enveloppe cutanée et d'y maintenir l'afflux sanguin d'une façon soutenue (atrophies, paralysies, rhumatismes chroniques, raideurs articulaires, anciennes tumeurs blanches, résolution d'épanchements).

Il va sans dire que nous comptons étudier plus complètement l'emploi du bain de sable, soit au point de vue physiologique, afin de nous rendre mieux compte de l'état de la température de notre corps dans ses rapports avec la transpiration cutanée et la sécrétion rénale, soit au point de vue pathologique, afin de pouvoir préciser les indications et les contre-indications. Dans les cas de scrofule, nous avons l'intention d'arroser le sable d'eau-mère, ce que nous avons déjà fait avec succès, comme aussi d'essayer comparativement un mélange de sable et d'une certaine quantité de roche saline pulvérisée, ce qui sera un moyen d'utiliser les vapeurs de brome et d'iode que l'on perd en grande partie par l'évaporation lors de la fabrication des eaux-mères. Nous emploierons aussi les bains de sable pour obtenir une forte diaphorèse, pendant laquelle nous administrerons aux malades

des boissons médicamenteuses, procédé dont nous avons parlé ailleurs sous le non d'*hydrosudopathie médicamenteuse* (1), et dont nous avons obtenu de beaux résultats dans des cas d'arthrite fongueuse, où l'immobilisation était indispensable et les bains d'eau thermale par conséquent impossibles (le bain de sable pourra être pris malgré le pansement ou aussi sans y plonger l'articulation malade). La méthode diaphorétique est peut-être trop négligée depuis que l'hydrothérapie scientifique a mis de côté ce qui venait de Priessnitz et que la douche a paru devoir tout remplacer.

Ce qui nous encourage dans la poursuite de nos essais, c'est que les autres procédés qu'offre la balnéothérapie pour obtenir des effets analogues à ceux des bains de sable sont moins pratiques ou plus dispendieux. Les maillots secs ou humides sont difficiles à bien faire et pénibles à supporter à cause de leur longue durée. L'étuve sèche partielle a le grand inconvénient de ne pouvoir être supportée longtemps, par suite de l'irritation produite sur certaines portions du corps par la proximité trop grande du foyer de chaleur et son dégagement d'acide carbonique; quant aux étuves générales sèches ou humides, leur construction coûte fort cher.

Nous croyons donc que, par des observations plus nombreuses et plus exactes, on arrivera à rendre l'emploi du bain de sable plus facile et à pouvoir faire entrer ce procédé balnéaire dans la pratique courante.

(1) *Les Eaux thermales de Lavey et leur valeur thérapeutique,* Paris 1881. V. Adrien Delahaye, page 66.

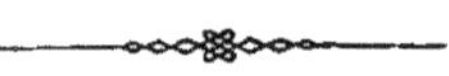

Paris. — Typographie Paul Schmidt, 5, rue Perronet.

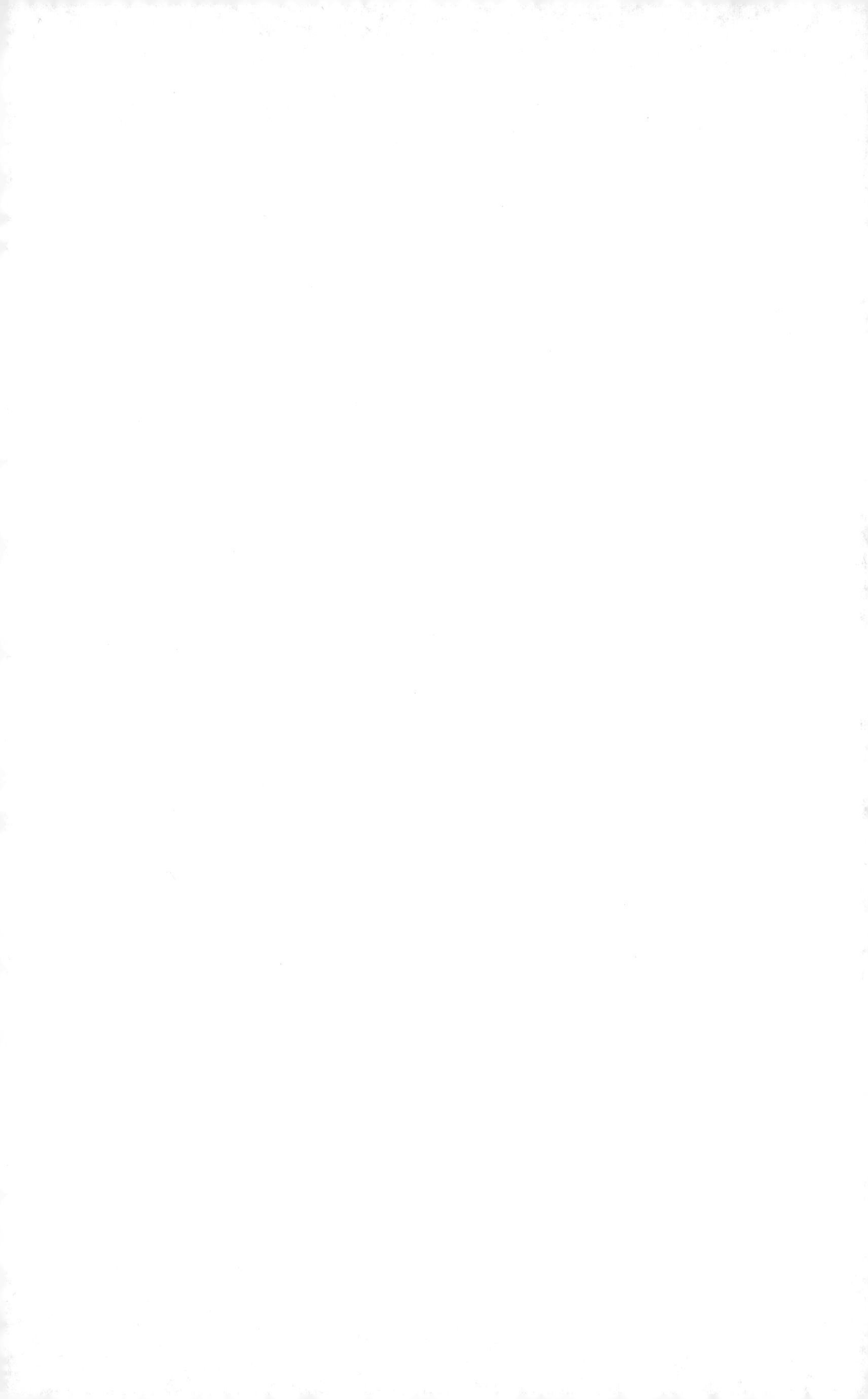